Dʳ COMPAGNON
MÉDECIN DE L'HOPITAL DE SALINS

STATIONS THERMALES FRANCAISES

SALINS

EXTRAIT DU « BULLETIN MÉDICAL

PARIS
IMPRIMERIE TYPOGRAPHIQUE JEAN GAINCHE
15, rue de Verneuil, 15
1900

Dr COMPAGNON

MÉDECIN DE L'HOPITAL DE SALINS

STATIONS THERMALES FRANÇAISES

SALINS

EXTRAIT DU « BULLETIN MÉDICAL »

PARIS

IMPRIMERIE TYPOGRAPHIQUE JEAN GAINCHE

15, rue de Verneuil, 15

1900

SALINS

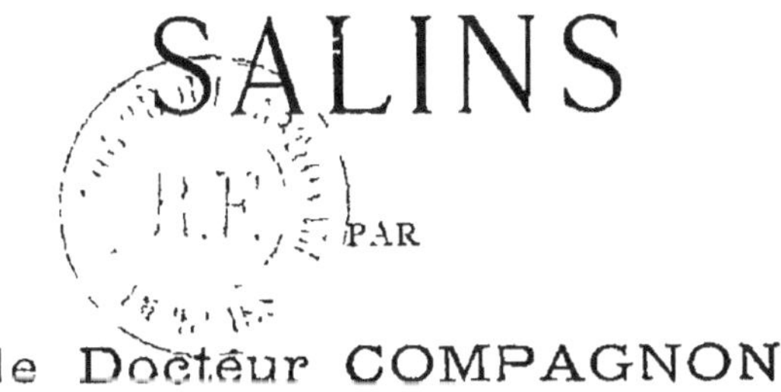

PAR

le Docteur COMPAGNON

Salins possède trois groupes de sources dont un seul, dit du Puits-à-Muire, est actuellement utilisé.

Les eaux de ce groupe sourdent, à 22 mètres de profondeur, à travers les interstices des couches redressées des dolomies keupériennes, dans le sous-sol même de l'établissement, où elles sont captées. Elles donnent environ 240.000 litres par jour.

CARACTÈRES PHYSIQUES

Absolument limpides, transparentes, inodores, elles ont un goût franchement salé, sans amertume ; leur température est de 11°5 ; leur densité de 1024.

COMPOSITION CHIMIQUE

Le total de leurs matières fixes est d'à peu près 27 gr. par litre, dont 23 gr. de chlorure de sodium et 3 centigr. de bromure de potassium. Leur chloruration augmente notablement dans les années pluvieuses. Ces eaux sont donc des *chlorurées sodiques froides, bromurées*.

MODES D'EMPLOI

Elles sont employées en boisson à des doses faibles d'un quart de verre à un verre, quelquefois plus. Mais le traitement essentiel consiste dans la balnéation composée de ces eaux de source chauffées auxquelles on ajoute des eaux mères des salines dans des proportions variées et ascendantes selon les indications.

Ces eaux mères sont, à Salins, uniquement

regardées comme renforcement de la chloruration des bains ; elles sont utilisées telles qu'elles restent dans les bassins à évaporation après qu'on en a enlevé le chlorure de sodium précipité à une température se rapprochant de celle de l'ébullition.

Elles renferment, pour un litre, 317 gr. de matériaux fixes, dont 158 gr. de chlorure de sodium, 37 gr. de chlorure de potassium et 2 gr. 70 (Dumas et Pelouze) à 3 gr. 25 (Balard) de bromure de potassium.

Aux bains se joignent des douches, irrigations nasales, gargarismes, douches rectales, ctc., tous donnés avec l'eau de source pure et compresses d'eaux mères.

ACTION PHYSIOLOGIQUE

L'action physiologique des eaux de Salins ne se différencie pas de celle des eaux chlorurées sodiques en général, trop connue pour que nous la rappelions ici.

Les effets suivants observés pendant la cure sont seuls à signaler.

La première période de bains donne assez souvent une sensation de lassitude toute particulière, de besoin de repos, en même temps que les fonctions digestives sont activées, le sommeil plus calme. La diurèse augmente d'une façon tout à fait remarquable, amenant l'expulsion de sables uratiques ; les plaies se détergent, les hypertrophies ganglionnaires diminuent.

La fin de la cure est presque toujours marquée par de l'excitabilité nerveuse et un peu d'insomnie, l'appétit diminue, les urines sont moins abondantes, plus colorées. Cette action générale se double d'une action locale légèrement irritative et congestive. Si, dans le cours de la cure, la dose d'eau mère est augmentée trop rapidement, il en résulte quelquefois de la courbature accompagnée d'embarras gastrique et d'un léger mouvement fébrile, très passager.

Quel rares malades — surtout certains nervoso-arthritiques — sont très influencés par l'addition d'eau mère et la supportent assez difficilement, mais c'est l'exception.

L'eau en *boisson* ne semble pas déterminer une action bien différente de celle des bains ; elle est généralement très bien supportée par les enfants, mais son administration devra toujours être surveillée et subordonnée à l'état gastrique.

CONTRE-INDICATIONS

Par suite de leur propriété de provoquer des poussées aiguës et congestives, ces eaux seront formellement contre-indiquées toutes les fois qu'on a affaire à un organisme particulièrement irritable ; ou encore lorsque la période de début des maladies — susceptibles de représenter une indication — n'est pas traînante, apyrétique, ou, enfin lorsque l'affection n'est pas entrée dans une phase absolument torpide, sans crainte de retours offensifs.

En dehors de ces données générales, il faut éloigner de Salins (peut être autant à cause du climat que des eaux), la tuberculose pulmonaire confirmée (y paraît amendée seulement la partie de la première période, chez les lymphatiques), les enfants atteints de mal de Brigight ou d'affections du tube gastro-intestinal, les dermatoses, les tumeurs malignes, les affections organiques du cœur, les conséquences rénales et cérébrales de l'artério-sclérose, les néphrites à œdème et interstitielles.

INDICATIONS

Les indications des Salins sont trop nombreuses pour qu'il soit facile de les énumérer

toutes. Elles ressortent d'une part au lymphatisme et à la scrofulo-tuberculose dans leurs
diverses manifestations cutanées : ganglionnaires, muqueuses, osseuses ou périostiques.
Salins améliorera ou guérira aussi bien une
kératite ou une blépharite strumeuse qu'une
coxalgie au début lent et trainant, qu'une
synovite fongueuse ou une hypertrophie gan-
glionnaire, qu'une tuberculose testiculaire.
D'autre part, chez la femme, toutes les affections utérines ou péri-utérines qui revêtent un
caractère torpide (métrites et métro salpin-
gites ; reliquats d'inflammation cellulaires ;
aménorrhée et dysménorrhée ; fibromes) sont
justiciables de ces eaux, lorsque tout accident
aigu est éloigné, qu'il n'y a pas de crainte de
récidive.

Chez l'enfant, l'état lymphatique propre-
ment dit, la débilité constitutionnelle, la para-
lysie infantile, le rachitisme représentent des
indications certaines.

Y sont rapidement et constamment amélio-
rées ou guéries, les anémies soit des conva-
lescents, soit post-hémorragiques, soit de sur-
menage. La dépression qui accompagne certaines formes de dyspepsie, l'albuminurie dyspeptique.

Toutes ces indications, sauf celle récente de l'albuminurie dyspeptique, ont été vérifiées pendant les cinquante années d'existence de la station.

Si Salins, comparativement à d'autres eaux du même groupe, n'a qu'une chloruration moyenne, cette chloruration, renforcée par les eaux mères, s'est toujours montrée assez efficace pour que, jusqu'à ce jour, on n'ait pas songé à utiliser les eaux d'immersion du banc de sel exploitées par les salines et dont certaines donnent 320 gr. de matériaux fixes par litre, sur lesquels 308 gr. de chlorure de sodium.

La caractéristique de la cure de Salins du Jura réside donc dans l'emploi d'une eau de chloruration moyenne additionnée d'eaux mères. Si cette eau peut sembler moins-indiquée que d'autres dans les cas de scrofule profonde et osseuse, de lymphatisme exagéré, elle a, en revanche, l'avantage d'être plus facilement maniable, très bromurée et de mieux convenir aux organismes facilement excitables et délicats.

Ajoutons que son action est puissamment aidée par le climat, climat de montagne de moyenne altitude, tonique ; que Salins est d'une salubrité vraiment remarquable ; que ses eaux potables sont excellentes, et qu'enfin une colline de 450 à 500 mètres d'altitude à dix minutes à peine de l'établissement, dominant la vallée, emplantée de résineux, offre tous les éléments nécessaires à une cure d'air.

Salins a 55 cabines de bains, 4 de douches et une piscine de 86.000 litres.

Dr COMPAGNON.

NOTICE

Salins, chef-lieu de canton du département du Jura, 5.000 habitants.

A 400 kilomètres de Paris ; réseau P.-L.-M.

Prix de Paris : 44 fr. 80 ; 30 fr. 25 ; 19 fr. 70.

Trains les plus commodes au départ de Paris : tous les rapides de Paris-Pontarlier.

Durée minima du trajet : 6 h. 1/2.

Durée moyenne du trajet : 8 h.

Trois courriers par jour pour Paris ; télégraphe. Téléphone pour Paris.

Altitude : 360 mètres.

Orientation principale : nord-sud.

Climat tonique de moyenne montagne (vallée dominée par des sommets de 700 à 860 mètres d'altitude).

Constitution géologique du sol : trias supérieur ; jurassique complet et très fossilifère, région très plissée et très faillée, fond de la vallée formé par le trias, rampes par les divers étages du jurassique.

Aspect général du pays : montagneux.

Distractions de la station : casino, excursions nombreuses, sites très pittoresques et très variés.

Prix des hôtels : 5 à 15 fr.

Epoque la plus favorable pour la saison : du 20 juin au 10 septembre.

Imprimerie Jean Gainche, 15, rue de Verneuil, Paris